BEI GRIN MACHT SICH IHR
WISSEN BEZAHLT

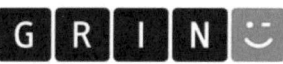

Die Justinianische Pest: Grundzüge der Pandemie und ihrer längerfristigen Folgen für das Oströmische Reich

Lucca Ventre

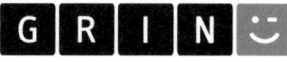

Bibliografische Information der Deutschen Nationalbibliothek:

Die Deutsche Nationalbibliothek verzeichnet diese Publikation in der Deutschen Nationalbibliografie; detaillierte bibliografische Daten sind im Internet über http://dnb.d-nb.de abrufbar.

ISBN: 9783346750464
Dieses Buch ist auch als E-Book erhältlich.

© GRIN Publishing GmbH
Nymphenburger Straße 86
80636 München

Druck und Bindung: Books on Demand GmbH, Norderstedt Germany
Gedruckt auf säurefreiem Papier aus verantwortungsvollen Quellen

Das vorliegende Werk wurde sorgfältig erarbeitet. Dennoch übernehmen Autoren und Verlag für die Richtigkeit von Angaben, Hinweisen, Links und Ratschlägen sowie eventuelle Druckfehler keine Haftung.

Das Buch bei GRIN: https://www.grin.com/document/1289849

Abschlussarbeit zu

Medien und Methoden GSK: Die spanische Grippe 1918-1921

Die Justinianische Pest: Grundzüge der Pandemie und ihrer
längerfristigen Folgen für das Oströmische Reich

vorgelegt von: **Lucca VENTRE [11907123]**

Semester: Wintersemester 2021/22

Abgabedatum: 11.02.2022

Inhaltsverzeichnis

Einleitung: Ostrom unter Kaiser Justinian I.

Kaiser Justinian, der ursprünglich einer Bauernfamilie entstammte, erwies sich als einer der zentralsten und bedeutendsten Herrscher der Spätantike. Seine Machtübernahme 527 ist – in gewisser Art und Weise – als eine epochale Zäsur zu verstehen: Seine Militärkampagnen im Westen führten im Verlauf des 6. Jahrhunderts n. Chr. zur *,Restauratio imperii'*, der Rückeroberung von Territorien des 476 n. Chr. untergegangenen Westroms. [12] Bereits während seiner Machtübernahme, also zeitlich abgegrenzt vom „Wiedererstarkungsprozess Roms", stellten die Sassaniden an der Ostgrenze eine graduell zunehmende Gefahr dar. Unter der Führung seines renommierten und erfahrenen Generals Belisarius gelang es ihm, einen für das Reich vorteilhaften zu schließen. Im Zuge des weiteren Verlaufs des 6. nachchristlichen Jahrhunderts sah sich die Regentschaft Justinians weiteren kriegerischen Handlungen mit den Sassaniden ausgesetzt, deren König Chosrau I. 540 n. Chr. den Frieden brach; nebst der persischen Gefahr im Osten manifestierten sich aber zusätzlich graduell weitere Konflikte mit den Goten im Westen und den Vandalen in Nordafrika.[34]

Abseits von seinen militärischen Bestrebungen wurde Justinian als der „schlaflose Kaiser" bezeichnet. Die von ihm in Auftrag gegebene Kodifikation – also die Erstellung einer Kompilation von Rechtsprechungen und Rechtssätzen – des römischen Rechts gilt unbestritten als die nachwirkendste Errungenschaft seiner 40-jährigen Regentschaft. Zusätzlich zeichnete sich Justinian im Kampf gegen die Korruption aus: zahlreiche juristische Reformen und die geschickte Selektion seiner Provinz-Repräsentanten und Ministern stärkten die Durchsetzung der Oströmischen Rechtsprechung.[56]

---

[1] Vgl. Clemens KOEHN, Justinian und die Armee des frühen Byzanz. Millenium-Studien, Berlin / Boston 2018, 146–148.

[2] Vgl. Joan Mervyn HUSSEY, Justinian I, www.britannica.com/biography/Justinian-I (03.02.2022).

[3] Vgl. ebd.

[4] Vgl. William ROSEN, Justinian's Flea. The First Great Plague and the End of the Roman Empire, London 2007, 134–136.

[5] Vgl. HUSSEY, Justinian.

[6] Vgl. Britannica, Code of Justinian, www.britannica.com/topic/Code-of-Justinian (03.02.2022).

Die vorliegende Arbeit soll sich mit der Forschungthematik *„die Grundzüge der Justinianischen Pest und ihre (Langzeit-)Folgen für das Weströmische Reich und die Epoche der Antike"* auseinandersetzen, sie in einen historischen Kontext setzen und folglich analysieren. Als essenziell für die Erforschung der Forschungsproblematik manifestieren sich die Publikationen von LITTLE (2007) *„Plague and the End of Antiquity. The Pandemic of 541-750"*, ROSEN (2008) *„Justinian's Flea. The first great Plague and the End of the Roman Empire"*, MEIER (2016) *"The „Justinianic Plague": the economic consequences of the pandemic in the eastern Roman Empire and its cultural and religious effects"*, STATHAKOPOULOS (2007) *"Plague and the End of Antiquity: The Pandemic of 541-750"*. Des Weiteren sind für die Fertigstellung der Arbeit auch anderweitige historische als auch medizinische Quellen verwendet worden.

Hinsichtlich des Teilaspekts der Periodisierung der Antike ist anzumerken, dass sich untern Historikern kein allgemeiner Konsens finden lässt, auf welches Jahr oder spezifische Ereignis das Ende der Antike und der Beginn des Mittelalters zu datieren sind. Eine zentrale Zäsur manifestiert sich aber definitiv in der Regentschaft und Wirkungszeit Justinians: die Schließung der Platonischen Akademie in Athen (529 n. Chr.) oder sein Tod (565 n. Chr.).

1 Die Pathologie der Justinianischen Pest

Die antike Medizin kannte unzählige vermeintliche Ausbrüche von pest-artigen Krankheiten vor der Ankunft der Justinianischen Pest in Ostrom in 541 n. Chr. Unzählige Krankheiten, wie Malaria, Tetanus oder Mumps, wurden in der antiken – nicht wirklich fortschrittlichen – Medizin als Pest tituliert; eben auch die Bibel postuliert unzählige Krankheitsbilder, die als „Pest" bzw. Plagen zu verstehen sind.[7]

Speziell der geographische Ursprung und die unmittelbare Ausbreitung der Bubonenpest ab 541 n. Chr. sind – in einer wissenschaftlich fundierten

---

[7] Vgl. ROSEN, Justinian, 189–191.

Herangehensweise – nicht eindeutig zu bestimmen, trotz zulänglicher Dokumentation in Primärquellen: der syrische Bischof Johannes von Ephesos erlebte und dokumentierte den Ausbruch der Pest bei seinem Aufenthalt in der Oströmischen Hauptstadt Konstantinopel; in den folgenden Jahrzehnten- und hunderten sind unzählige syrischen Quellen zum Ausbruch der Bubonenpest[8], aufbauend auf der Verschriftlichung Johannes von Ephesos, entstanden, die jeweils unterschiedliche Angaben enthielten.[9]

Orientiert man sich an der historischen und wissenschaftlichen Aufarbeitung von Dionysios Stathakopoulos[10], dann ist die Ankunft der Justinianischen Pest im byzantinischen Reich – höchstwahrscheinlich – auf das Jahr 541 n. Chr. zu datieren und fand ihren Ursprung am östlichen Ende des Nildeltas, im heutigen Ägypten; gestützt sind seine Ausführungen auf Niederschriften des griechischen Geschichtsschreibers Prokopios. Eben jene Primärquelle gibt auch Aufschluss über die Symptomatik der Justinianischen Pest, die sich mittels hohem Fieber, Geschwülsten in der Leisten-, Achsel- und Halsregion sowie Kopfschmerzen manifestierte; aufgrund der beulenartigen Geschwülste in den oben-beschriebenen Körperregionen wird das klinische Erscheinungsbild der Justinianischen Pest als Beulen- bzw. Bubonenpest bezeichnet.[11][12]

Während sich die alternative Erscheinungsform der Pest, nämlich die Lungenpest, via Tröpfcheninfektion verbreitet, so bedient sich die Bubonenpest eines Wirtes, kann aber auch von Mensch zu Mensch übertragen werden. Die Verbreitung der Justinianischen Pest erfolgte initial durch Flöhe oder Ratten, die mittels ihres Bisses Menschen infizierten. In seltenen Fällen manifestierte sich auch eine Mensch-zu-Mensch-Übertragung, bei Kontakt mit der eitrigen Flüssigkeit aus den

---

[8] Anm.: Die Bubonenpest ist als klinisches Erscheinungsbild der Justinianischen Pest zu verstehen.
[9] Vgl. Michael G. MORONY, 'For Whom Does the Writer write?': The First Bubonic Plague Pandemic According to Syriac Sources, in: Lester K. Little, Hg., Plague and the End of Antiquity: The Pandemic of 541-750, Cambridge 2007, 59–86.
[10] Dionysios Stathakopoulos ist Professor für Geschichte und Archäologie an der Universität Zypern in Nikosia.
[11] Vgl. Robert Koch-Institut, Pest. RKI-Ratgeber, https://www.rki.de/DE/Content/Infekt/EpidBull/Merkblaetter/Ratgeber_Pest.html (07.02.2022).
[12] Vgl. Dionysios STATHAKOPOULOS, Crime and Punishment. The Plague in the Byzantine Empire, 541-749, in: Lester K. Little, Hg., Plague and the End of Antiquity: The Pandemic of 541-750, Cambridge 2007, 99–118.

für die Krankheit typischen Beulen. Aufgrund der Unkenntnis der Krankheit und fehlenden medizinischen Behandlungsmöglichkeiten[13] entwickelte sich aus der Bubonenpest eine sekundäre Lungenpest, sofern der Erreger die Lunge erreichte.[14]

2 Die Verbreitung der Justinianischen Pest

Mit dem Ausbruch der Pest in Pelusium, etwa zur Jahreshälfte 541 n. Chr, begann eine verheerende Zeit. Im Verlauf des Jahres 541 verbreitete sich die Krankheit durch Handelskontakte rasant in Ägypten, der nordafrikanischen Küste und Palästina. Spätestens im Folgejahr wurden Syrien, Lykien und die Hauptstadt Konstantinopel von der Krankheit erreicht. Aus den Verschriftlichungen von Johannes von Ephesus lässt sich, laut Dionysios Stathakopoulos, rekonstruieren, dass Kleinasien immens von der ersten Welle der Krankheit betroffen war; mehr als die Hälfte der persischen Armee war erkrankt und daher nicht kampfbereit[15]. Im Laufe des Jahres 543 n. Chr. erreichte die Justinianische Pest auch die iberische Halbinsel, Britannien, das italienische Festland sowie die germanischen Stämme in den Territorien des ehemaligen Weströmischen Reiches. Rom blieb bis zum Winter 543 von der Pestwelle verschont und erlebte erste verheerende Auswirkungen erst im Februar 544, etwa zeitgleich mit der Beendigung der Pandemie durch Kaiser Justinian. Jene Beendigung der Justinianischen Pest sowie dem deklarierten Ende „des Zorn Gottes" waren von kurzer Zeit, manifestierte sich doch bereits gegen Ende des Jahres 557 die zweite Pestwelle im Oströmischen Reich, die ihren Ursprung in Konstantinopel hatte. Im Verlauf des 6., 7. und 8. Jahrhunderts erschütterten zahlreiche weitere Wellen die Gebiete des Oströmischen Reiches; der Historiker Stathakopoulos postuliert in seinen Ausführungen, dass in der „Epoche" der Justinianischen Pest von 541-750

---

[13] Heutzutage ist eine antibiotische Therapie jeglicher Manifestationen der Pest möglich; die Letalitätsrate ohne Therapie schwankt zwischen 40 und 60 Prozent, die Mortalität bei Behandlung zwischen 5 und 15 Prozent (vgl. Robert Koch-Institut, Pest).

[14] Vgl. Deutsche Gesellschaft für Tropenmedizin, Reisemedizin und Globale Gesundheit, Beulenpest, https://gesund.bund.de/beulenpest#quellen (07.02.2022).

[15] STATHAKOPOULOS, Crime, 101.

achtzehn Pestwellen- bzw. Ausbrüche dokumentiert sind, die teilweise aber regional begrenzt waren. In ihrer gesamten Manifestation ist diese Erscheinungsform der Beulenpest deutlich als Pandemie zu verstehen, betraf sie doch den afrikanischen, europäischen als auch asiatischen Kontinent.[16][17]

3 Die (Lang-)Zeitfolgen der Justinianischen Pest

Josiah C. Russell postulierte in seinem Aufsatz „T*hat Earlier Plague[18]*", dass die Population des Oströmischen Reichs im Zeitraum von 541 n. Chr. – also dem Ausbruch der Justinianischen Pest – bis 600. n. Chr. um 57 Prozent schrumpfte; nebst der verheerenden Krankheit waren die römischen Militärkampagnen sowie anderweitige Naturkatastrophen ausschlaggebend für den Populationsrückgang. Hinsichtlich dieser hypothetischen Einschätzung der Pandemiesituation im Byzantinischen Reich ist festzuhalten, dass derartige demographische Veränderungen mit wirtschaftlichen, sozialen sowie militärischen Problem einhergehen.[19]

3.1 Der Erste Römisch-Persische Krieg Justinians (527-532)

Bereits bei seinem Amtsantritt im Jahre 527 n. Chr. erbte er von seinem Vorgänger zahlreiche militärische Konfliktherde, speziell hervorzuheben ist der Konflikt im östlichen Territorium des Reiches mit den Persern. Unter der Führung seiner erprobten Generäle Belisarius und Sittas gelang es ihm, die persischen Truppen 530 zu schlagen, just um 531 eine desaströse Niederlage hinnehmen zu müssen. Mit dem Tod des persischen Königs Kavadh und der Machtübernahme seines Sohnes Chosrau, entwickelte sich ein Machtungleichgewicht zwischen den zwei Reichen: Justinian I. vermochte dem unerfahrenen persischen Regenten einen Friedensvertrag aufzuzwingen, obwohl dessen Armee schlagkräftiger und

---

[16] Ebd., 101–106.
[17] Vgl. Lester K. LITTLE, Life and Afterlife of the First Plague Pandemic, in: Lester K. Little, Hg., Plague and the End of Antiquity: The Pandemic of 541-750, Cambridge 2007, 3–32.
[18] Vgl. Josiah C. RUSSELL, That earlier plague, in: Demography 5/1 (1968), 174–184.
[19] Vgl. Mischa MEIER, The "Justinianic Plague": the economic consequences of the pandemic in the eastern Roman Empire and its cultural and religious effects, in: Early Medieval Europe 24/3 (2016), 267–292.

breiter aufgestellt gewesen war. Die Römer wurden dazu verpflichtet, einen hohe Tributzahlung zu leisten, während die Perser ewigen Frieden mit Ostrom schworen. Für Justinian und Byzanz war der Vertrag dahingehend opportun, da man die ‚Restauratio imperii' im Westen des Reiches vorantreiben wollte.[20] Die militärischen Erfolge bis 540 n. Chr. stellten den Kulminationspunkt der Macht des Oströmischen Reiches dar; nach der erfolgreichen Zerschlagung des Vandalenreichs in den Jahren 533 und 534 sowie der Unterwerfung des östlichen Gebiets des Gotenreichs entwickelte sich das Reich unter Justinian noch einmal zu einer ‚Hegemonialmacht' fort [21]. Trotz des Friedensvertrages und des vereinbarten ‚ewigen Friedens' von 532, manifestierten sich ab 539 diplomatische Diskrepanzen zwischen den beiden Reichen: Für das Oströmische Reich war die Situation prekär, war man doch an der Westfront mit den Goten im Krieg; im Gegensatz dazu, vermochte der Perserkönig Chosrau I. es sein Reich innenpolitisch zu stabilisieren und Konflikte mit anderen Reichen zu prävenieren, weswegen ein Krieg mit Byzanz für ihn realisierbar gewesen war. Noch im Frühjahr des Jahres 540 mobilisierte er eine exorbitante Armee und überfiel Syrien, damals Teil des Oströmischen Reiches. Chosraus deklariertes Ziel war es, die neuralgische Stadt Antiochia einzunehmen, was zur Folge hatte, dass die Position Ostroms in Syrien markant geschwächt wurde. Die persischen Truppen eroberten den Großteil Syriens und drangen auch in Mesopotamien ein – Börm rekapituliert dahingehend, dass die Majorität der routinierten römischen Soldaten im Westen stationiert waren, um den Konflikt mit den Goten auszufechten. Der Bruch des ‚ewigen Friedens' hatte für Byzanz weitreichende Folgen, verlor man doch die Kontrolle über neuralgische Territorien; die Konflikte mit den Sassaniden dauerten bis 630 an und waren eng verflochten mit dem Aufstieg des islamischen Weltreiches ab 632. Die durch den langwierigen und komplexen

---

[20] Vgl. Ewald KISLINGER / Dionysios STATHAKOPOULOS, Pest und Perserkriege bei Propokop. Chronologische Überlegungen zum Geschehen 540-545, in: Byzantion 69/1 (1999), 76–98.
[21] Vgl.Henning BÖRM, Der Perserkönig im Imperium Romanum. Chosroes I. und der sassanidische Einfall in das Oströmische Reich 540 n. Chr., in: Chiron 36 (2006), 299–328.

Krieg geschwächten Großreiche vermochten es kaum, der islamischen Expansion entgegenzusetzen[2223].

3.2 *‚Restauratio imperii‘*: Der Goten- und Vandalenkrieg

Mit dem Untergang des Weströmischen Reiches 476 – im Zuge der germanischen Völkerwanderung – und der Etablierung zahlreicher germanischer Reiche veränderten sich die Machtverhältnisse im europäischen Festland signifikant. Die Thronbesteigung Justinians 527 initiierte eine letzte Hochkonjunktur der Machtsphäre des Oströmischen Reichs; seine Bestrebungen einer *‚Restauratio imperii‘* begannen 530 mit dem Sturz des Vandalenkönigs Hilderich[24] durch Gelimer und der daraus resultierenden Schwächung eben jenes Reiches. Konstantinopel hatte mehrfach die Freilassung Hilderichs gefordert, welche jedoch unbeantwortet blieb. In direkter Konsequenz instruierte Justinian 533 seinen erprobten General Belisarius mit der Zerschlagung des Vandalenreichs; 5000 Reiter und 10000 Fußsoldaten wurden für die Militärkampagne in Nordafrika abgestellt. Trotz deutlicher zahlenmäßiger Unterlegenheit gelang es den römischen Legionen Gelimer zur Kapitulation zu zwingen, mit der Folge, dass die römische Herrschaft in Nordafrika „reetabliert" wurde.[25]

Die Rasanz der Unterwerfung und Eroberung des Vandalenreichs in Nordafrika waren ausschlaggebend dafür, dass Justinian den Entschluss fasste, seine Bestrebung der *‚Restauratio imperii‘* voranzutreiben. Nach dem Tod des germanischen Königs Theoderich des Großen im Jahr 526 war das Gotenreich markant geschwächt, wurden doch zahlreiche interne Thronfolgekämpfe geführt. Die internen Konflikte der Goten und ihre Streitigkeiten rund um die Thronfolge dienten Justinian auch hier als Vorwand, um die Territorien dem Byzantinischen

---

[22] Ebd.
[23] Vgl. Andreas OBENAUS, Neue Mächte am Mittelmeer. Die islamische Expansion und der Mittelmeerraum im Frühmittelalter, in: Andreas Obenaus / Christoph Kaindel, Hg., Krieg im mittelalterlichen Abendland, Wien 2010, hier 39–43.
[24] Hilderich pflegte ausgezeichnete Kontakte mit Konstantinopel und dessen Regenten Justinian.
[25] Vgl. Jens-Uwe KRAUSE, Geschichte der Spätantike. Eine Einführung, Tübingen 2018, 203 f.

Reich einzuverleiben. [2627] Die Eroberung Süditaliens im Sommer 536 führte erneut zu Revolten innerhalb der Goten: König Theodahat – der unzählige seiner internen Kontrahenten deportieren oder ermorden ließ – wurde abgesetzt und von Witigis ersetzt, der jedoch in den ersten Kriegsjahren 536 und 537 damit beschäftigt war, interne Diskrepanzen zu lösen und Stabilität zu gewährleisten, um sich auf einen Krieg mit Byzanz vorzubereiten. Belisarius Truppen kontrollierten bis 537 Zentral- sowie Süditalien und die neuralgische Stadt Rom; die interne Stabilität und etablierte Koordination innerhalb der Goten, ermöglichte Witigis die Belagerung Roms, die Belisarius in eine prekäre Situation brachte, war er doch militärisch, logistisch und – zu diesem Zeitpunkt – auch taktisch unterlegen. Erst als militärische Unterstützung im Frühjahr 538 die Truppen in Rom verstärkten, entschärfte sich die Situation in der zentralitalienischen Stadt graduell. Die Folgejahre waren prädominant von römischen Siegen geprägt, wobei auch die Goten mehrmals Schlachten in essenziellen Gebieten Italiens für sich entscheiden konnten; spätestens 540, mit der Belagerung Ravennas, war Witigis Position in Italien aussichtslos, versuchte er doch zuvor noch – als eine Art letzte Hoffnung - 539 die Perser zu einem Überfall an der Ostgrenze zu bewegen und bat die Langobarden sowie Franken um militärische Unterstützung gegen einen gemeinsamen Feind. Witigis kapitulierte 540 in Ravenna, jedoch kontrollierten die Goten weiterhin die Territorien nördlich des Pos, da die römische Streitmacht nummerisch unterlegen war und somit keinen Vorstoß wagen konnte. Mit der Kapitulation Witigis' war der Erste Gotenkrieg 540 beendet, resultierte aber umgehend im Zweiten Gotenkrieg: Mit dem Bruch des ‚ewigen Friedens' durch das Perserreich und Chosrau I. war Justinians Handlungsspielraum signifikant eingeschränkt, musste er doch eine Neupositionierung seiner Truppen vornehmen. [28] Im Zuge der ‚gotischen

---

[26] Vgl. ebd., 204.
[27] Vgl. Procopius OF CAESAREA / H. B. DEWING, The Gothic War, https://www.gutenberg.org/files/20298/20298-h/20298-h.htm (07.02.2022); Seitenangabe nicht möglich, da ins Englische übersetzt und im Gutenberg Dokument in Abschnitte unterteilt – Abschnitte 17 bis 23 sind relevant.
[28] Vgl. KRAUSE, Geschichte, 204–206.

Revolte'[29] fielen im Verlauf der Jahre 541 bis 543 zahlreiche neuralgische Städte, wie Florenz, Neapel oder Benevent, an die Goten, unter der Führung ihres Königs Totila. Obwohl Justinian Belisarius zur ‚Reconquista' Italiens aussandte, war dieser zu keinem Zeitpunkt im Verlaufe der 40er-Jahre in der Lage, Kontrolle zu etablieren. Aufgrund der Kriegshandlungen mit den Persern war die Anzahl römischer Soldaten in Italien stark begrenzt und der gotischen Streitmacht klar unterlegen. Erst mit der deutlichen Zurückdrängung der Perser im Osten im Jahr 551 war es Justinian kriegstechnisch möglich, einen Großteil seiner Soldaten an die Westfront zu beordern. Unter dem Kommando des Generals Narses verzeichnete das Oströmische Reich erstmals wieder territoriale Gewinne auf italienischem Gebiet und drängte die Goten bis nach Ravenna, in deren Hauptsitz, zurück. Die Niederlage in der Entscheidungsschlacht von Taginae, bei der auch Totila fiel, besiegelte den Rückzug der Ostgoten aus Italien.[30][31]

3.3   Der Zweite Römisch-Persische Krieg Justinians

Bedingt durch die rapide Annexion des Vandalenreichs und die vermeintliche Niederschlagung der Goten 549, war ein Großteil der Truppen des Oströmischen Reichs im Westen stationiert. Diese exorbitante Vergrößerung der Einflusssphäre von Byzanz während Justinians Regentschaft verleitete Chosrau dazu, einen Präventivkrieg zu führen. Die an der Ostfront stationierten römischen Truppenverbände waren der persischen Streitmacht in keiner Weise gewachsen, war man doch überrascht von der impulsiven Aufkündigung des ‚ewigen Friedens'. Militärische Erfolge verzeichneten 540 ausschließlich die Perser, die einige Städte ohne größeren Widerstand einnehmen konnten. Justinian – der ein Friedensabkommen von Chosrau ablehnte – berief Belisarius an die Ostfront, zur Rückeroberung der verlorenen Territorien; aufgrund des simultanen Konflikts mit den Goten im Westen und dem Ausbruch der Justinianischen Pest war er jedoch militärisch deutlich unterlegen. Dies führte dazu, dass man sowohl 545 als auch

---

[29] Ebd., 206.
[30] Vgl. ebd., 206 f.
[31] Vgl. John Julius NORWICH, Byzantium, London 1988, 251–253.

551 in einen Waffenstillstand einwilligen musste, um einerseits die eigene innere Stabilität zu gewährleisten und andererseits die Machtsphäre aufrechtzuerhalten.[32][33]

3.4 Die Justinianische Pest und ihre (Lang-)Zeitfolgen für Byzanz: Eine methodische Aufarbeitung

Orientiert man sich an fundierten Schätzungen wie jenen von Josiah C. Russell[34] so ist distinkt festzustellen, dass derartige demographische Veränderungen weitreichende Folgen für ein Reich haben. Eben jener Theorie widersprechen jedoch zahlreiche Historiker und Geschichtswissenschaftler, darunter beispielsweise Christopher John Wickham[35]: Im Fokus ihrer Kritik liegt das gebildete Narrativ, dass die Justinianische Pest eine zentrale Rolle in der Transformation von der Antike in das Mittelalter gespielt hat. Widerlegt wird das Narrativ der fatalen Auswirkungen der Justinianischen Pest aus einer argrarhistorischen Perspektive, die der Pandemie nur geringfügige Folgen für den ländlichen und städtischen Raum zuschreibt.[36] Keller, Paulus und Xoplaki – die ebenfalls der These Russells widersprechen - thematisieren in ihrem Aufsatz Datensätze zur demographischen Situation im süddeutschen Raum, die – gemäß ihrer Interpretation – verdeutlichen, dass die Justinianische Pest keine verheerenden Folgen für die Spätantike hatte und somit nicht als Periodisierung zu verstehen sei.[37] Der amerikanische-hebräische Historiker Lee Mordechai ordnete den graduellen Übergang von Antike in Mittelalter eher

---

[32] Vgl. Peter J. HEATHER, Rome resurgent. War and empire in the age of Justinian, New York / Oxford 2020, 223–228.
[33] Vgl. KRAUSE, Geschichte, 207 f.
[34] Josiah C. Russell postulierte, dass zumindest 57 Prozent der Bevölkerung des Oströmischen Reichs im Zeitraum von 541-600 an der Justinianischen Pest verstorben seien.
[35] Christopher John Wickham ist emeritierter Professor für Mittelalterliche Geschichte an der Universität Birmingham
[36] Vgl. Marcel KELLER / Christoph PAULUS / Elena XOPLAKI, Die Justinianische Pest. Grenzen und Chancen naturwissenschaftlicher Ansätze für ein integratives Geschichtsverständnis, in: Evangelische Theologie 81/5 (2021), 385–400, hier 397 f.
[37] Ebd.

Naturkatastrophen – wie Erdbeben und Vulkanausbrüche – als der Justinianischen Pest zu[38].

Eben jener Kritik von Historikern und speziell der Theorie von Mordechai widersprach der deutsche Althistoriker Mischa Maier in einem 2020 publizierten Aufsatz: Er kritisiert dahingehend, dass die widersprüchlichen Theorien zu den Auswirkungen der Justinianischen Pest[39] in keiner Weise mit den historischen Primärquellen von Prokop, Johannes von Ephesos oder Euagrios deckungsgleich sind und somit nicht den wissenschaftlichen Standards entsprechen. Die Auswirkungen der Justinianischen Pest auf das Oströmische Reich sieht er in erlassenen Edikten von Justinian bestätigt, wie jenem vom 1. März 542, welches die Präsenz von Tod im gesamten Reich dokumentiert. Des Weiteren ist die 122. Novelle vom März 544 Manifestation bzw. Beurkundung einer instabilen Situation, versuchte Justinian doch die exorbitanten Preise – aufgrund von Hungersnöten – zu regulieren und Stabilität zu gewährleisten; in eben jener Urkunde wird auch die Justinianische Pest als Auslöser der desaströsen Umstände genannt.[40] Es ist also abschließend festzuhalten, dass die Justinianische Pest definitiv signifikante Auswirkungen auf das Oströmische Reich hatte. Derartige Tendenzen sind sowohl in den militärischen als auch den demographischen und sozialpolitischen Strukturen zu erkennen: Im Zeitraum der ersten „Hochkonjunktur" der Justinianischen Pest im Jahr 541 befand sich Byzanz in einer abgeschwächten Form eines Zweifrontenkriegs mit den Goten im Westen und den Sassaniden/Persern im Osten; erschwerend dazu kam der Ausbruch der Pestpandemie in Ägypten, die spätestens im Folgejahr Konstantinopel erreichte. Als weiterer Beleg für die verheerenden Auswirkungen der Justinianischen Pest kristallisieren sich die Ausführungen von Stathakopoulos heraus, dem zu Folge

---

[38] Lee MORDECHAI / Merle EISENBERG, Rejecting Catastrophe: The Case of the Justinianic Plague, in: Past & Present 244/1 (2019), 3–50.

[39] Gemeint sind hier etwa die Theorien, dass Naturkatastrophen zum Bevölkerungsrückgang geführt hatten oder, dass die Justinianische Pest kaum demographische Auswirkungen verursachte.

[40] Vgl. Mischa MEIER, The 'Justinianic Plague' - Die 'Justinianische Pest': An "Inconsequential Pandemic"? A Reply, in: Medizinhistorisches Journal 55/2 (2020), 172–199, hier 176–179.

etwa die Hälfte der persischen Armee in den Jahren 541/542 nicht einsatzfähig war [41]. Eben jene komplexen und äußerst langwierigen Kriegshandlungen zwischen Ostrom und den Persern führten zur eine mutuellen Schwächephase, die als direkte Folge den Aufstieg des islamischen Weltreichs und die islamische Expansion ab 632 zur Folge hatte.[42]

4   Resümee: Die Auswirkungen der letzten Pandemie der Antike

Eine generelle Aussage zur Manifestation der Justinianischen Pest und ihrer unmittelbaren sowie langfristigen Folgen zu treffen ist aufgrund ihrer Komplexität und der widersprüchlichen Ausführungen bzw. Darlegungen, nur schwer zu treffen. Vielmehr gilt es, die Aussagen der einzelnen Aufsätze und Monografien in einen historischen Kontext zu setzen und sie in diesem auch zu bewerten: Dabei ergibt sich ein ziemlich klares Bild einer Pandemie, die inmitten einer von Instabilität geprägten Phase begonnen hatte und deutliche Spuren im Oströmischen Reich hinterließ. Eine quantitative Analyse der angegebenen Opferzahlen[43] ist hinsichtlich der unzulänglichen statistischen Erhebungen der Antike nur beschränkt möglich, basiert also auf Schätzungen aus Primärquellen oder komplexer historischer Aufarbeitung, wie in den Aufsätzen von MEIER (2020) und MORDECHAI / EISENBERG (2019). Als klares Faktum ist jedoch zu betrachten, dass die Justinianische Pest in Verbindung mit den römisch-persischen Kriegen und dem Goten- und Vandalenkrieg das Oströmische Reich im Verlauf des 6. Jahrhunderts markant geschwächt hatte, mit der Folge, dass die islamische Expansion ungehindert fortschreiten konnte.

Das Aufkommen der Justinianischen Pest ist – ungeachtet der distinkten Perspektiven betreffend die Virulenz und Letalität – als Zäsur in der Geschichte

---

[41] Vgl. STATHAKOPOULOS, Crime, 101.
[42] Vgl. OBENAUS, Neue, 39–43.
[43] Prokop schreibt in seinem mehrbändigem Werk über die Perserkriege, dass täglich etwa 10 000 Menschen an der Justinianischen Pest in der Hauptstadt Konstantinopel verstarben. Moderne Schätzungen – wie jene von RUSSELL, That – gehen davon aus, dass 57 Prozent der Gesamtbevölkerung Ostroms an der Pestpandemie verstarben und bis zu 100 Millionen in Europa (bis zum Jahr 600)

der Menschheit zu verstehen und hat – nebst dem Wirken Justinians – zum Übergang von Antike in Mittelalter beigetragen. Anzumerken ist hierbei, dass eine Periodisierung von historischen Epochen niemals auf einen exakten Zeitraum datierbar ist, jedoch als ein gradueller Prozess zu verstehen ist, der von gewissen Einflussfaktoren geprägt und folglich beschleunigt wird.

Literatur

Henning BÖRM, Der Perserkönig im Imperium Romanum. Chosroes I. und der sassanidische Einfall in das Oströmische Reich 540 n. Chr., in: Chiron 36 (2006), 299–328.

Britannica, Code of Justinian, www.britannica.com/topic/Code-of-Justinian (03.02.2022).

Deutsche Gesellschaft für Tropenmedizin, Reisemedizin und Globale Gesundheit, Beulenpest, https://gesund.bund.de/beulenpest#quellen (07.02.2022).

Peter J. HEATHER, Rome resurgent. War and empire in the age of Justinian, New York / Oxford 2020.

Joan Mervyn HUSSEY, Justinian I, www.britannica.com/biography/Justinian-I (03.02.2022).

Marcel KELLER / Christoph PAULUS / Elena XOPLAKI, Die Justinianische Pest. Grenzen und Chancen naturwissenschaftlicher Ansätze für ein integratives Geschichtsverständnis, in: Evangelische Theologie 81/5 (2021), 385–400.

Ewald KISLINGER / Dionysios STATHAKOPOULOS, Pest und Perserkriege bei Propokop. Chronologische Überlegungen zum Geschehen 540-545, in: Byzantion 69/1 (1999), 76–98.

Clemens KOEHN, Justinian und die Armee des frühen Byzanz. Millenium-Studien, Berlin / Boston 2018.

Jens-Uwe KRAUSE, Geschichte der Spätantike. Eine Einführung, Tübingen 2018.

Lester K. LITTLE, Life and Afterlife of the First Plague Pandemic, in: Lester K. Little, Hg., Plague and the End of Antiquity: The Pandemic of 541-750, Cambridge 2007, 3–32.

Mischa MEIER, The "Justinianic Plague": the economic consequences of the pandemic in the eastern Roman Empire and its cultural and religious effects, in: Early Medieval Europe 24/3 (2016), 267–292.

Mischa MEIER, The 'Justinianic Plague' - Die 'Justinanische Pest': An "Inconsequential Pandemic"? A Reply, in: Medizinhistorisches Journal 55/2 (2020), 172–199.

Lee MORDECHAI / Merle EISENBERG, Rejecting Catastrophe: The Case of the Justinianic Plague, in: Past & Present 244/1 (2019), 3–50.

Michael G. MORONY, 'For Whom Does the Writer write?': The First Bubonic Plague Pandemic According to Syriac Sources, in: Lester K. Little, Hg., Plague and the End of Antiquity: The Pandemic of 541-750, Cambridge 2007, 59–86.

John Julius NORWICH, Byzantium, London 1988.

Andreas OBENAUS, Neue Mächte am Mittelmeer. Die islamische Expansion und der Mittelmeerraum im Frühmittelalter, in: Andreas Obenaus / Christoph Kaindel, Hg., Krieg im mittelalterlichen Abendland, Wien 2010.

Procopius OF CAESAREA / H. B. DEWING, The Gothic War,
https://www.gutenberg.org/files/20298/20298-h/20298-h.htm (07.02.2022).

Robert Koch-Institut, Pest. RKI-Ratgeber,
https://www.rki.de/DE/Content/Infekt/EpidBull/Merkblaetter/Ratgeber_Pest.html
(07.02.2022).

William ROSEN, Justinian's Flea. The First Great Plague and the End of the Roman Empire,
London 2007.

Josiah C. RUSSELL, That earlier plague, in: Demography 5/1 (1968), 174–184.

Dionysios STATHAKOPOULOS, Crime and Punishment. The Plague in the Byzantine Empire,
541-749, in: Lester K. Little, Hg., Plague and the End of Antiquity: The Pandemic of 541-
750, Cambridge 2007, 99–118.